Lebenshilfe, Selbsterziehung

Heinz Zimmermann

Die Kunst des Gesprächs
Vom Reden und vom Schweigen

Inhalt

4	Vorwort des Herausgebers
5	Im Gespräch gestalten wir das Miteinander
8	Was im Gespräch alles eine Rolle spielt
11	Wir blicken unter die Oberfläche des Gesprächs
14	Wie kommt es zu einem Gesprächsbeitrag?
17	Was bewirkt mein Gesprächsbeitrag?
21	Vom unbewussten zum bewussten Zuhören und Sprechen
25	Gesprächsstufen
27	Das Gespräch als Zeitorganismus
31	Die vier Elemente des Gesprächs
33	Das Gespräch ist ein Kreis
36	Weiterführende Literatur

Vorwort des Herausgebers

Das Gespräch war ein zentrales Motiv im Leben von Heinz Zimmermann. Ihm widmete er seine Doktorarbeit „Die Typologie des spontanen Gesprächs".

Der Dialog bestimmte auch sein weiteres Lebenswerk als engagierter Lehrer, Seminarleiter und langjähriger Leiter der Pädagogischen Sektion und der Jugendsektion am Goetheanum in Dornach (CH).

„In der gemeinsamen dialogischen Bemühung um eine Öffnung von neuen Gebieten des Verstehens liegt die Möglichkeit einer ganz neuen Form der Gemeinschaft – eine Gemeinschaft der spirituellen Aktivität." (Jon McAlice, Florian Osswald in: „Das Goetheanum" 38, 24.9.2011) Diese war sein eigentliches Ziel. Die o.a. Autoren nennen ihn daher einen „evolutionären Revolutionär".

Als wir Heinz Zimmermann Anfang 2011 fragten, ob die vorliegende Broschüre für eine Neuauflage überarbeitet werden müsse, meinte er, sie könne unverändert wieder gedruckt werden. Dies tun wir mit großer Dankbarkeit.

Heinz Zimmermann starb am 6. September 2011.

Bad Liebenzell, 2011

Die Kunst des Gesprächs
Vom Reden und vom Schweigen

Im Gespräch gestalten wir das Miteinander

In mannigfacher Weise treten wir mit unseren Mitmenschen in Kontakt. Das häufigste Mittel, das uns dafür zur Verfügung steht, ist zweifellos das mündliche Wort mit der entsprechenden Gebärdensprache. Wir begrüßen uns, bitten um die Milch, fragen nach dem nächsten Weg zum Bahnhof, drücken unsere Freude über ein Geschenk aus, geben unserem Unmut über eine hohe Steuerrechnung Ausdruck, bitten das Mädchen auf dem Schulweg aufzupassen, suchen im Gespräch eine gemeinsame Erkenntnis oder Entscheidung, erläutern die Funktion eines neuen PCs und trösten schließlich das Kind, das mit dem Fahrrad gestürzt ist. Immer sind es Worte, Gesten und Mimik, die uns diese Dienste leisten und damit das Zusammenleben wesentlich gestalten.

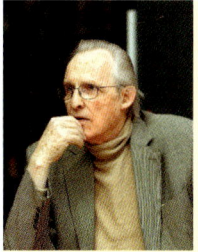

Heinz Zimmermann

Das Gespräch steht in einer gewissen Weise zwischen den Gedanken und Taten mittendrin. Worte können Gedanken zum Ausdruck bringen, informieren, belehren oder erklären, zum anderen aber auch zu Handlungen auffordern, Beschlüsse vorbereiten, Vereinbarungen festlegen. Ein einziges Wort kann eine Beziehung zu einem Mitmenschen völlig verändern, so etwa ein aufmunterndes oder kritisches Wort, eine Zusage oder eine Absage, ein Versprechen oder ein „Nein" auf die Frage nach einer gemeinsamen Zukunft. Das Gespräch vermittelt somit zwischen Gedanken und Taten und stiftet die Beziehungen der Menschen untereinander.

Blicken wir dabei mehr auf die Seite des Sprechers, so können wir uns nach dessen Motiven fragen. Was für ein Impuls steht hinter einer Aussage? Was will man mit einem Beitrag erreichen? Was treibt einen gerade zu dieser Formulierung? Stimmt das, was ich sage, mit dem überein, was ich meine? All das sind Fragen, die sich auf das Motiv beziehen. Schaue ich näher auf denjenigen, an den die Worte gerichtet sind, dann frage ich nach den Wirkungen: Trost, Belehrung, Verletzung, Handlungsimpuls, Erlösung usw., all das können Worte bewirken. Sprache ist nur sinnvoll, wenn sie sich an jemanden richtet. Sie setzt also das Gegenüber voraus.

Beobachten wir, wie die Menschen im Alltag miteinander sprechen, so wird uns klar, dass nicht etwa nur der Sprecher auf den Hörer wirkt, sondern dass von vornherein eine gegenseitige Beeinflussung vorliegt. Je nach der Art, wie zugehört wird, wie die Situation des Gegenübers wahrgenommen wird, ändert sich der Redebeitrag. Diese unmittelbare gegenseitige Beeinflussung ist besonders wichtig, wenn wir auf **andere Kommunikationsformen** blicken, bei denen sie teilweise oder ganz wegfällt.

Die unmittelbare gegenseitige Beeinflussung ist ein besonderes Merkmal des direkten Gesprächs.

So fällt beim **Telefonieren** z.B. die visuelle Beeinflussung weg. Aber auch die Stimme des Gegenübers wird nicht unmittelbar wahrgenommen, sondern elektronisch verändert und reduziert. Es fallen ebenso der Augenkontakt, die Mimik, die Gestik, die Körpersprache, d.h. die unmittelbare Wahrnehmung der Sprechenden ganz weg. Jeder, der das weiß, wird wohl überlegen, was er am Telefon besprechen kann und was nicht. Anstelle der frischen Wahrnehmung des anderen tritt hier häufig die bloße Vorstellung; es öffnet sich damit eine Quelle von Missverständnissen, wenn ich mir ein falsches Bild vom anderen mache. Mit guten Bekannten mag das noch eher angehen, da man sich leichter in Gedanken in den anderen versetzen kann. Man kann auch ohne weiteres am Telefon In-

Die Kunst des Gesprächs

formationen austauschen. Wenn wir aber Konflikte lösen wollen, wählen wir besser das natürliche Gespräch.

Die unmittelbare Anwesenheit der Gesprächsteilnehmer ist auch der Unterschied zum **Geschriebenen, Gedruckten, durch den Bildschirm Vermittelten**. Die Botschaften sind mittelbarer, anonymer, die Partner sind faktisch getrennt. Eine Inflation des Wortes durch all diese genannten Medien beeinflusst indirekt auch unsere tägliche Kommunikation. Wir müssen darin oft eine erschreckende Unfähigkeit feststellen. Während wir zu jeder Zeit mit jedem Ort der Welt kommunizieren können, wird es immer schwieriger, den Weg von Mensch zu Mensch zu finden. Im Zeitalter des Computers, der es uns ermöglicht, selbst im Weltraum miteinander zu kommunizieren, gelingt es immer weniger, den Mitmenschen wirklich zu verstehen. Die Gelegenheiten, sich im Gespräch zu finden, kommen von Natur aus in unserer hektischen Zeit viel seltener zustande. Die Unterhaltung in Familie und Freundeskreis, wie sie sich in früheren Zeiten ganz von selber ergab, wird heute häufig durch eine Unterhaltungsindustrie ersetzt. Damit verlieren wir aber immer mehr die seelenvolle Beziehung zu unserem menschlichen Umfeld. Nur wenn wir uns bewusst wiederum der Pflege des Gesprächs zuwenden und Schritte unternehmen, hierzu unsere Fähigkeiten zu steigern, können wir wiederum zu echten Menschenbegegnungen kommen.

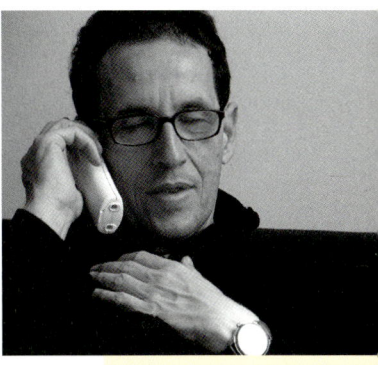

Was kann man am Telefon besprechen, was besser nicht?

Nur wenn wir uns bewusst der Pflege des Gesprächs zuwenden und hierin unsere Fähigkeiten steigern, können wir zu echten Menschenbegegnungen kommen.

Wenn wir im Folgenden kennenlernen, worauf es im Gespräch ankommt, werden sich auch die Schritte zeigen, wie wir darin kompetenter werden.

Was im Gespräch alles eine Rolle spielt

Beginnen wir unsere Betrachtungen mit den mehr äußeren Gesprächsbedingungen.

Ort

Wo findet das Gespräch statt? An einem Tisch, so dass alle einander sehen? In einem engen, großen, dumpfen oder hellen Raum? Auf dem Skilift? Beim Spaziergang? Während des Abwaschens in der Küche? - um nur einige Beispiele zu nennen. Je nach dem Ort sind andere Gespräche möglich. Der Ort beeinflusst Inhalt und Form des Gespräches wesentlich.

Zeit

Findet das Gespräch früh morgens, beim Mittagessen, nachmittags, abends oder in der Nacht statt? Im Frühling oder im Winter? Oder an einem schwülen Sommernachmittag? Wie lange dauert es? Fünf Minuten, eine Stunde oder einen ganzen Nachmittag? Die zeitliche Dimension ist ein zweiter Faktor, dem wir Beachtung schenken müssen, wenn wir ein Gespräch führen. Ganz besonders ist z.B. zu beachten, wie es mit der Aufnahmefähigkeit des Partners bestellt ist. Sind die Teilnehmer noch aufmerksam bei der Sache oder schon zu sehr ermüdet? Wann muss eine Pause eingelegt werden? Welche Fragestellungen können wann besprochen werden? Welche Reihenfolge ist sinnvoll? All das sind Fragen, die sich auf die Zeitdimension beziehen und beobachtet werden müssen.

Gesprächsmotiv

Ein weiterer Faktor ist das Gesprächsmotiv. Treffen wir uns zu einer ungezwungenen Unterhaltung? Haben wir einen Beschluss zu fassen? Geht es um die Mitteilung einer Tatsache? Findet eine Prüfung statt? Oder eine Untersuchung? Streben wir eine gemeinsame Erkenntnis an oder müssen wir jemanden zurechtweisen? All das sind Fragen, die den Anlass und

Die Kunst des Gesprächs

das Ziel des Gespräches, das Gesprächsmotiv betreffen. Jedes Gesprächsziel erfordert natürlich ein unterschiedliches Vorgehen und Verhalten. Es ist ein enttäuschendes Erlebnis, wenn sich nach einer stundenlangen Diskussion herausstellt, dass die einen Teilnehmer eine Entscheidung erwartet haben, die anderen aber einen bloßen Meinungsaustausch.

Begleitumstände

Schließlich müssen wir auf die Begleitumstände achten. Findet das Gespräch im Menschentreiben eines Hauptbahnhofes statt oder in unmittelbarer Nachbarschaft von Baulärm? In einem Raum, wo viele Sinneseindrücke sind (große Fensterfronten), in bequemen Polstersesseln, auf harten Stühlen, im Stehen oder Wandern? Wiederum Faktoren, die die Form des Gespräches beeinflussen und zu beachten sind.

All diese Faktoren bilden zusammen die Gesprächssituation: Ort, Zeit, Motiv und Begleitumstände.

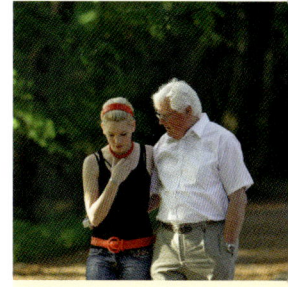

Ort, Zeit, Motiv und Begleitumstände - all diese Faktoren bilden zusammen die Gesprächssituation.

Personen und Beziehungen

Dazu kommen wesentlich die Personen und ihre gegenseitigen Beziehungen in Betracht. Zunächst einmal schon die bloße Anzahl der Personen: Ein Zweiergespräch hat einen völlig anderen Charakter als ein Gespräch mit fünf Teilnehmern. Es gibt Menschen, die sich unter vier Augen ganz anders äußern oder auch in einem Kreis von bis zu sechs oder acht, als in einer Gruppe von über zehn Menschen. Je nach der Homogenität einer Gruppe braucht es ab einer bestimmten Anzahl eine Gesprächsleitung. Bei einem Ehekonflikt kann dies schon bei zwei Personen nötig sein, in einer gut zusammenarbeitenden Gruppe können bis zu 15 Menschen ohne Gesprächsleitung auskommen, bzw. jeder einzelne fühlt sich für die Gesprächsleitung mitverantwortlich. Ab einer bestimmten Zahl (ungefähr 20 bis 25) ändert sich dann der Charakter insofern, als häufig einzelne repräsentativ für andere sprechen. Je größer die Anzahl der Gesprächteilnehmerinnen und -teilnehmer ist, umso mehr kommen organisatorische Maßnahmen in Betracht wie Wortmeldung, Rednerliste, Redezeitbeschränkung, Reihenfolge usw.

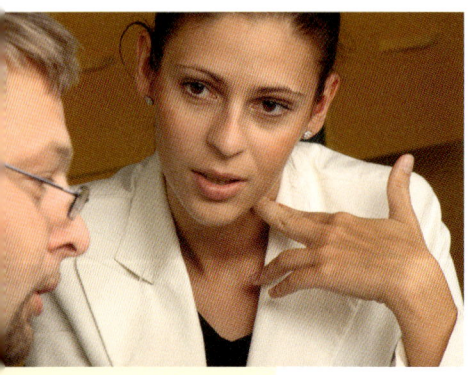

Aber auch die Beziehungen der Teilnehmer untereinander beeinflussen den Gang des Gespräches entscheidend. Kennen sich die Partner schon seit langem und arbeiten regelmäßig zusammen? Oder ist es ein ad-hoc-Gespräch, zu dem man sich zum ersten Mal trifft? Im ersten Fall ist durch die Gewohnheitsbeziehungen eine gewisse Selbstverständlichkeit im Verlauf zu erwarten. Allerdings birgt das Gewohnheitsmäßige in den Beziehungen auch die Gefahr, dass die Abläufe stereotyp werden. Manchmal kennt man sich zu gut, d.h. man hat in Bezug auf den anderen schon vorgeprägte Erwartungen. Bei einem ersten Gespräch wirken Spannung und Erwartung belebend. Andererseits können leichter Missverständnisse dadurch entstehen, dass man die anderen falsch einschätzt. Überdies gibt es dabei häufig Wortmeldungen, die nur das Motiv haben, sich zu profilieren.

Sicher kennt jeder das Phänomen, wie stark sich der Duktus eines Gespräches verändert, wenn eine bestimmte Person fehlt. Das zeigt, wie bedeutungsvoll die Zusammensetzung der Gesprächsrunde ist. Wir werden später auf diese Frage in einem anderen Zusammenhang noch einmal zurückkommen. Das Gespräch selber wird im wesentlichen dadurch bestimmt, wie gesprochen, wie zugehört und wovon geredet wird. Bevor wir uns diesen Elementen näher zuwenden, schauen wir von einem gewissen Standpunkt unter die Oberfläche des Gesprächs.

Die Kunst des Gesprächs

Wir blicken unter die Oberfläche des Gesprächs

Man sagt oft, im Gespräch tauschen wir Informationen aus. Das ist aber eine ganz oberflächliche Beschreibung dessen, was in einem Gespräch tatsächlich vorgeht. Rein sachliche Mitteilungen sind nur ein kleiner, oberflächlicher Teil des Gesprächs; Missverständnisse wären dann viel seltener, denn sie können nur entstehen, wenn man einem Wort eine andere Bedeutung beilegt, als sie vom Sprechenden gemeint ist oder aber wenn man rein akustisch den anderen nicht versteht oder ein Gesagtes vom rein sinnlichen Eindruck her anders hört, als es ausgesprochen ist. Solche Missverständnisse sind in der Regel auch leicht aufzuklären und zu beseitigen. Aber die Mitteilungsebene ist ja nur eine Ebene, gleichsam die Oberfläche. Die Quelle der Missverständnisse liegt meist ganz woanders. Um tiefer in die Wirklichkeit des Gespräches zu kommen, betrachten wir einmal folgenden Dialog:
Er: „Was ist das Grüne in der Suppe?"
Sie, gereizt: „Wenn's dir nicht passt, kannst du selber kochen!"

Vom Standpunkt der sachlichen Information betrachtet, ergibt sich überhaupt kein Zusammenhang zwischen den beiden Äußerungen. Auf die Frage nach dem Grünen in der Suppe antwortet die Frau, er solle doch selber kochen. Auf dieser Ebene findet aber die Wirklichkeit des Gespräches gar nicht statt. Hinter der Frage des Mannes verbirgt sich die Äußerung: „Du kannst ja nicht einmal richtig kochen. Ich bin unzufrieden mit dir, gib dir endlich einmal mehr Mühe!" Auf diese wirklichen Botschaften reagiert die Frau mit der Bemerkung, wenn es ihm nicht passe, könne er selber kochen. Um im dialektischen Spiel doch noch Sieger zu bleiben, könnte dann der Mann erwartungsgemäß hinzufügen: „Ich wollte ja nur wissen, was das Grüne in der Suppe ist. Kann man nicht einmal mehr Fragen stellen?" In Wirklichkeit aber war es gar keine echte Frage. Nicht das Interesse, was das Grüne in der Suppe sei, bewegt ihn zu der Frage, sondern eben seine Unzufriedenheit mit der

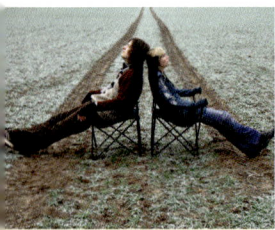

Kochkunst seiner Partnerin. Hinterher aber tut er so, wie wenn die Frage nur aus Interesse gestellt worden wäre und wechselt somit dialektisch die Gesprächsebene.

In einer sehr schönen und zutreffenden Weise charakterisiert *Friedemann Schulz von Thun* dieses Phänomen so, dass er sagt, dass man eigentlich immer **mit vier verschiedenen Ohren hören** müsse: mit dem ersten Ohr hören wir die sachbezogene Mitteilung, mit dem zweiten die Beziehung des Sprechers zu uns, mit dem dritten die Selbstaussage des Sprechers und mit dem vierten vernehmen wir einen Appell, eine Aufforderung an uns. In unserem Beispiel also wird auf der Sachebene eine Frage nach dem Grünen in der Suppe gestellt, gemeint ist aber auf der Beziehungsebene: „Ich halte dich für eine schlechte Köchin." Auf der Selbstmitteilungsebene: „Ich verdiene ein besseres Essen." Und auf der Appellebene: „Du musst dich mehr um mein Wohl kümmern." Wir könnten Probleme bedeutend besser miteinander lösen, wenn wir unsere Anliegen statt auf dem Umweg über scheinbare Sachverhalte direkt ansprechen würden. Geübte Partner werden daher in ihren Beiträgen darauf achten, ihr eigentliches Motiv offen zu formulieren. Dadurch kann es direkt behandelt werden.

Tatsächlich können wir im Alltagsgespräch sehr häufig beobachten, wie Gemeintes sich vom Gesagten unterscheidet. In den Worten: „Ich möchte nur mal eine Frage stellen", kann z. B. von vornherein eine starke Antipathie gegen den eben vorgebrachten Vorschlag gehört werden. In Wirklichkeit ist es also gar keine Frage, sondern die Äußerung einer Antipathie oder eines Zweifels. Auch die Wendung: „Ich bin ganz einverstanden, aber...", sagt oft nicht das Einverständnis, sondern das Bedenken aus. Da sich die eigentlichen Aussagen, d. h. das wirklich Gemeinte, hinter der vordergründigen Aussage verstecken, wirken solche Gesprächsbeiträge häufig emotionalisierend und erzeugen Spannungen.

In unserem Beispiel finden wir aber noch ein anderes Gestaltungselement, das es möglich macht, die Aussage in dieser Weise zu färben. Es ist der **Ton**, in dem die Frage gestellt wird. Am Tonfall hört die Frau unmittelbar, was eigentlich gemeint ist. Durch den Ton färbe ich die Sachebene mit meinem subjektiven Untergrund. Ein „Ja" mit entsprechendem Tonfall kann „Nein" heißen. „Nein" – „Ja". Oft sind es gerade kleine Füllworte, die starke Gefühlsnuancen vermitteln: *aha, soso, aber, eben, wieder* sind Wörter, die je nach dem Tonfall für die unterschiedlichsten Nuancen empfänglich sind. „Wo hast Du wieder meine Schuhe hingestellt!" ist ein Beispiel, wie durch den Tonfall und die Verwendung des Wörtleins „wieder" Vorwurf und eventuell Geringschätzung mitschwingen, die instinktiven Widerspruch hervorrufen.

Eine wesentliche, oft unterschätzte Ebene des Verstehens ist die Färbung durch die menschliche Stimme.

Wir sind damit auf die bedeutungsvolle Ebene der Sprachwahrnehmung durch das Ohr gekommen. Weil wir in einer Zeit der stummen Schriftsprache leben, achten wir auf diese Seite des Musikalischen der Sprache viel zu wenig. *Oliver Sacks* schreibt in seinem Buch „Der Mann, der seine Frau mit einem Hut verwechselte" über die unterschiedliche Wirkung einer Fernsehansprache von Ronald Reagan einesteils auf Patienten, die die linke Gehirnhälfte verletzt haben und dadurch den Inhalt der Rede nicht aufnehmen können, anderenteils auf Patienten, die die rechte Gehirnhälfte verletzt haben, so dass sie zwar den Wortsinn verstehen, aber nicht einmal in der Lage sind, eine männliche von einer weiblichen Stimme zu unterscheiden, geschweige denn feinere Nuancen der Sprachmelodie wahrnehmen zu können. Während nun die einen, die nur den Sinn verstehen, der Rede mit ernsten Gesichtern folgen, nehmen die anderen, die nichts vom Inhalt verstehen, die feinsten Nuancen der Stimmführung wahr und erkennen das Phrasenhaft-Theatralische der ganzen Rede; mit Recht stellt Sacks die Frage, wer nun besser verstanden habe. Es gibt offensichtlich verschiedene Ebenen des Verstehens. Eine ganz wesentliche, oft unterschätzte ist gewiss die Färbung durch die menschliche Stimme.

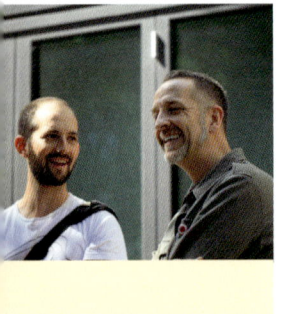

Während wir mit unserem wachen Vorstellungsbewusstsein in der Regel auf den gedanklichen Inhalt achten, wirkt die Stimme mehr auf das halbbewusste Gefühlsleben. Es gehört zur Grundausbildung der Gesprächskompetenz, sich diese Welt des Musikalischen in der Sprache nach den verschiedensten Richtungen zu erschließen. Man kann damit beginnen, einem Gespräch, wenn es die Situation erlaubt, so zuzuhören, dass man bewusst vom Sinn absieht und sich ganz auf den Tonfall konzentriert. Besonders geeignet ist dabei eine Fremdsprache, die man nicht versteht. Es ist z.B. höchst lehrreich, auf einer Bahnfahrt der Unterhaltung von Menschen zuzuhören, die in einer unverständlichen Sprache sprechen. Man muss dabei seine Aufmerksamkeit auf eine ganz andere Ebene richten, die nicht weniger aussagestark ist als die gedankliche.

Wie kommt es zu einem Gesprächsbeitrag?

Wenn wir Zeuge eines lebhaften Gespräches sind, so scheint es uns ganz selbstverständlich, dass die einzelnen Beiträge in einer sinnvollen Wortfolge geäußert werden. Wenn wir uns aber selber dabei genauer beobachten, dann bemerken wir, dass das keineswegs so selbstverständlich ist, ja, dass schon eine einfache Formulierung ein Wunder ist. Wir wissen nämlich, bevor wir unseren Beitrag geben, in den allerwenigsten Fällen, welche Worte wir in welcher Reihenfolge verwenden werden, ja, es ist sogar so, dass uns sehr häufig die genauere Konfigurierung dessen, was wir sagen wollen, erst während des Sprechens zum Bewusstsein kommt. Mit dem Sprechen selber entfalten wir erst den Inhalt genauer. Es gibt Fälle, wo man selber darüber erstaunt ist, was man eben ausgesprochen hat, weil es einem eben erst beim Aussprechen gekommen ist. Ein berühmter Aufsatz Heinrich von Kleists, der diesem Tatbestand gewidmet ist, trägt den bezeichnenden Titel „Über die allmähliche Verfertigung des Gedankens beim Reden". Tatsächlich lernen wir ja auch als Kleinkind am Sprechen das Denken. Wenn ich einen Gedanken klären will, muss ich nur genügend lange versuchen, ihn sprachlich zu formulieren, dann konfiguriert er sich immer deutlicher. Dasselbe können wir im Gespräch erreichen. Durch die Art, wie der andere mir zuhört und Fragen stellt, klären sich meine eigenen Gedanken meist viel besser als durch stummes Nachdenken.

Bevor wir unseren Beitrag geben, wissen wir in den allerwenigsten Fällen, welche Worte wir in welcher Reihenfolge verwenden werden.
Oft entfalten wir den Inhalt erst mit dem Sprechen genauer.

Nun können wir aber weiter beobachten, dass wir keineswegs immer gleich leicht zu einer Formulierung kommen. Je nach der Situation und nach meiner eigenen Befindlichkeit, aber auch nach der Art, wie zugehört wird und schließlich nach meinem eigenen emotionalen Verhältnis zu dem Geäußerten geht mir die Rede leicht von den Lippen oder sie stockt und ich bin blockiert oder aber sie macht sich, z.B. im Falle großer Erregung, explosionsartig Luft. Eine lang aufgestaute Wut z.B. kann sich in einem mächtigen Wortgewitter entladen, das den Sprecher hinterher im Rückblick selbst erstaunt. Ein ironisch überlegenes Lächeln des Zuhörers kann dagegen zum Gestotter oder schließlich zum Verstummen führen. Wie sich der Inhalt in Sprachformen verwandelt und diese schließlich durch die Sprachwerkzeuge sinnlich hörbar werden, ist tatsächlich ein Wunder: das Wunder des in uns wirksamen Sprachgeistes, dem wir uns besser oder schlechter verbinden können.

Unmittelbar vor dem Beitrag steht meine Sprechabsicht. Ein Gefühl steigt in mir auf und ich gebe ihm sprachlichen Ausdruck. Ich antworte auf eine Frage, die mir gestellt wird. Je nach dem Anlass und meiner Bewusstseinslage wirkt in mir diese Absicht mehr oder weniger zwingend. Eine starke Emotion, durch einen Gesprächsbeitrag oder eine Wahrnehmung hervorgerufen, erfüllt den Sprecher ganz, so dass er wenig an die anderen oder an den logischen Fortgang des Gesprächs denkt. Ganz anders ist es, wenn ich in einem delikaten Vermittlungsgespräch jedes Wort abwägen muss, um einerseits den Hörer nicht zu verletzen und andererseits mit meinem Beitrag der Sache zu dienen. So können wir je nach dem Bewusstseinsgrad gegenüber der Sprechabsicht von einem sprecherbezogenen, von einem partnerbezogenen und von einem sachbezogenen Beitrag sprechen.

Je nach dem Bewusstseinsgrad gegenüber der Sprechabsicht kann von einem sprecherbezogenen, von einem partnerbezogenen und von einem sachbezogenen Beitrag gesprochen werden.

Im ersten Fall lebe ich hauptsächlich in einem Ich-Bewusstsein, im zweiten in einem Du-Bewusstsein und im dritten in einem Es-Bewusstsein. Tatsächlich wechseln diese Haltungen innerhalb eines Gespräches fortwährend. Je nach Gesprächsmotiv herrscht die eine oder andere Haltung vor. Wenn jemand von seinen Ferien erzählt, so ist seine Haltung naturgemäß sprecherbezogen. Manchmal kommt es vor, dass der Hörer seinerseits eine sprecherbezogene Haltung einnimmt. Dann kommt es dazu, dass der Hörer auf das erste Stichwort mit seinen eigenen Erlebnissen antwortet und damit den Ferienbericht des anderen abblockt. Jeder kennt in seinem Bekanntenkreis jemanden, der auf alle Fälle früher oder später das Gespräch an sich zieht und die anderen zum Zuhören verurteilt. Einem Menschen in Not kann ich nur helfen, wenn ich partnerbezogen spreche. Ein Erkenntnis- oder auch Entscheidungsgespräch muss vornehmlich von der sachbezogenen Haltung bestimmt sein. Aber immer müssen jeweils auch die anderen im Hintergrund mitschwingen. Fehlt z.B. beim sachbezogenen Gespräch die partnerbezogene Haltung, so kann man sich stundenlang im Kreis herumdrehen, weil man nicht bemerkt hat, dass der Partner schon längst abgehängt hat oder aufgrund einer Verletzung ständig widerspricht, obschon er dazu sachlich gar keinen Anlass hätte. Es gilt also die Aufmerksamkeit abwechselnd auf die drei Felder „Ich", „Du" und „Es" zu lenken, um je nach Situation und Verlauf den fördernden, weiterführenden Beitrag geben zu können. Das setzt ganz besonders voraus, dass ich mir immer wieder bewusst mache, was mein Beitrag bei den anderen bewirkt. Um das zu erreichen, muss ich mich in die Schule des Zuhörens begeben.

Um je nach Situation und Verlauf den fördernden, weiterführenden Beitrag geben zu können, gilt es, die Aufmerksamkeit abwechselnd auf die drei Felder „Ich", „Du" und „Es" zu lenken.

Was bewirkt mein Gesprächsbeitrag?

Wie wirkt denn nun der eigene Gesprächsbeitrag auf den anderen? Die Antwort kann ich am besten finden, wenn ich mich umgekehrt frage: Wie wirkt der Gesprächsbeitrag des anderen auf mich? Die elementarste Wirksamkeit der Sprache auf den Hörer macht man sich meistens am wenigsten klar. Es ist die Wirkung auf **Atem** und **Kehlkopf**. Bei jedem Wort, das wir sprechen, erzeugen wir beim Gegenüber eine nachahmende Bewegung des Kehlkopfes. Diese unwillkürliche Nachahmungstätigkeit geht so weit, dass ein heiser gesprochenes Wort eine abgeschwächte Heiserkeit beim anderen erzeugt. Spricht jemand kurzatmig asthmatisch, so überträgt sich dasselbe unwillkürlich auch auf den Zuhörer. Er bekommt Atemnot. Tonfall, Melodie, Akzentuierung, die Art, wie sich die Sprache im Atemstrom konfiguriert, all das überträgt sich unmittelbar und unwillkürlich auf die Zuhörenden. Damit wird deutlich, wie direkt das Sprechen auf das Wohlbefinden der anderen wirkt und ein wie elementarer Sozialvorgang das Gespräch ist. Wenn ich beim Zuhören darauf achte, wie der Sprecher meinen Atem und meinen Kehlkopf beeinflusst, wird mir erst bewusst, wie die Wirkung des eigenen Sprechens auf den anderen ist.

Bei jedem Wort, das wir sprechen, erzeugen wir beim Gegenüber eine nachahmende Bewegung des Kehlkopfes.

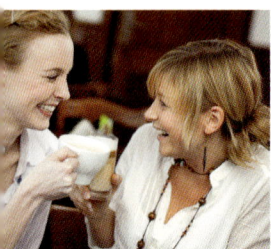

Ich wirke ganz unabhängig von dem Inhalt der Rede durch meine **Stimme** auf die halbbewusste Gefühlslage meiner Partner, indem ich dadurch Sympathie, Antipathie oder Gleichgültigkeit hervorrufe. Es gibt Menschen, die nur in einem weinerlichen Ton sprechen können, andere Stimmen klingen grundsätzlich vorwurfsvoll, belehrend, rechthaberisch, begütigend, ermunternd, schmeichelnd, ängstlich, forsch usw. und erzeugen dadurch entsprechende Gefühlsreaktionen. Es gibt Stimmen, die die Hörer so reizen, dass sie ihren Widerspruch schon aufbauen, bevor sie dem Sinn nach ganz verstanden haben, was gesagt wurde, einfach aufgrund der provozierenden Stimme. Wiederum gilt es hier, sich dieser Wirkung bewusst zu werden. Vielleicht fragt man sogar einmal eine gute Freundin, sie möge einen über die eventuell einseitige Wirkung der eigenen Stimme aufklären. Jeder weiß, wie empfindlich man gegenüber Korrekturen oder kritischen Bemerkungen hinsichtlich seiner Stimme reagiert. Die Stimme ist eben ein Stück von einem selbst. Gerade deshalb kann es von großer Bedeutung sein, durch Sprachübungen oder eventuell durch bewussten Redeverzicht in ausgewählten Situationen die Einseitigkeit zu überwinden.

Die Stimme wirkt auf die halbbewusste Gefühlslage des Gesprächspartners.

Ein drittes, vom Inhalt unabhängiges Wirkensfeld ist das emotional geladene **Wort**. Es gibt bestimmte Wörter, die geradezu eine magische Wirkung ausüben können. Im Paris der

Französischen Revolution konnte es einen den Kragen kosten, wenn man seinen Mitbürger statt mit dem neuen Wort „Citoyen" mit dem alten „Monsieur" anredete. In dem Wort „Führer" schwingt bis zum heutigen Tag dessen Verwendung durch Hitler nach. Aus ähnlichen Gründen löst schon der Gebrauch des Wortes „Rasse" Emotionen aus. Solche emotionsgeladenen Wörter kennt jede Gemeinschaft. Sobald mit einem Wortgebrauch bestimmte starke Erlebnisse verbunden sind, bekommt das Wort für diese Gemeinschaft eine manchmal geradezu magische Wirkung, im harmlosen Fall Gelächter auslösend, im anderen Hass und Feindschaft. Worte sind nicht nur Begriffsträger, sondern führen oft einen emotionalen Eigenwert mit sich. Es empfiehlt sich, solche Worte bewusst zu vermeiden und durch andere unbelastete zu ersetzen. Man vermeidet dadurch, dass ein Gesprächsverlauf völlig abgleitet, weil die Partner durch das Wort gefesselt werden.

Worte sind nicht nur Begriffsträger, sondern führen oft einen emotionalen Eigenwert mit sich.

Nachdem wir nun vor allen Dingen Wirkungen eines Beitrages auf den Hörer betrachtet haben, die nicht vom Inhalt abhängen, wenden wir uns jetzt der Frage zu:

Was wirkt gesprächsfördernd, was gesprächshemmend?

Man kann grundsätzlich sagen, Willens- und Gefühlsäußerungen rufen andere Gesprächsbeiträge hervor, wirken also gesprächsfördernd, freilich oft disharmonisch. Ebenso wirken **Fragen** ausgesprochen gesprächsfördernd. Allerdings nur dann, wenn sie echt sind. Viele in Frageform vorgebrachte Beiträge sind in Wirklichkeit gar keine Fragen, sondern entweder Statements oder Floskeln. Die Fragehaltung gegenüber einem Thema oder gegenüber den Mitmenschen speist den Gesprächsfluss, Urteile, Belehrungen und ausführliche Selbstoffenbarungen hemmen ihn. Dabei können wir Fragen unterscheiden, die nur einen einzigen Gesprächsbeitrag bewirken (reine Informationsfragen: „Wie viele Einwohner hat St. Petersburg?") und andere, die einen gemeinsamen Erkenntnisweg eröffnen („Können wir eigentlich in dieser Situation etwas machen?" – „Was wird uns wohl das nächste Jahr bringen?" – „Wie kann ich aus dieser Sackgasse herauskommen?" usw.) Fragen nach dem Wohlergehen eines Gegenübers, die aus echter Anteilnahme, nicht konventionell gestellt werden, können lange und tiefe Gespräche zur Folge haben; sie können zu Schicksals-, ja Erlösungsfragen werden. Wer daher das Wesen der Frage erfasst hat, wird zum besten Gesprächsanreger. Empfindlich reagieren die Beteiligten nur dann, wenn sie merken, dass die Frage nicht echt ist oder gar einen belehrenden Charakter hat.

Wer das Wesen der Frage erfasst hat, wird zum besten Gesprächsanreger.

Um sich die drei unterschiedlichen Wirkungen von emotionalem Ausdruck, Frage und Urteil zum Erlebnis zu bringen, kann man die folgende **Übung** in einer Gruppe machen:

Man reagiere auf einen gegebenen Vorschlag in dreifacher Weise: Zuerst durch reine Gefühlsäußerungen von begeistertem Gefallen bis zum höchsten Missfallen. Das führe man möglichst intensiv und lange durch, so dass die volle Wirkung nachempfunden werden kann. Man scheue sich nicht vor theatralischen Ausbrüchen – ohne Spielfreude ist diese Übung nicht durchzuführen. Hernach verfahre man mit dem gleichen Vorschlag so, dass man echte Fragen dazu formuliert und schließlich, dass man mehrere Runden lang Statements abgibt und bloße Urteile ausspricht. Indem man diese Elemente in dieser Weise einseitig isoliert erlebt, wird einem deren Wirkung im Gespräch bewusst. Man kann sich danach im Gespräch darüber klar werden, wo die Emotion zuzulassen ist – z.B. weil sie befreit, statt sich hinter einer verklemmten

Die Kunst des Gesprächs

unechten Sachlichkeit zu verbergen –, welche Phasen eher Fragen, welche die urteilende Tätigkeit erfordern.

Damit haben wir die Grundlagen erarbeitet, wie wir von einem spontanen, halb- und unbewussten Gesprächsverhalten zu einem bewussten Zuhören und Reden kommen können.

Vom unbewussten zum bewussten Zuhören und Sprechen

Mein normales Alltagsbewusstsein richtet sich in der Regel auf das, was der andere sagt. Ich höre also normalerweise sinnbezogen. Habe ich den Sinn erfasst, brauche ich gar nicht mehr weiter zuzuhören. Das übliche Ins-Wort-Fallen und Unterbrechen beruht auf der Tatsache, dass ich nur nach dem Sinn schnappe und inhaltsbezogen auf das „Was" orientiert bin. Das können wir besonders ausgeprägt in Diskussionen finden. Während der eine noch spricht, konstruiert der andere in Gedanken schon den Gegenpfeil. Man spricht nicht *miteinander*, sondern *gegeneinander*. Es gibt am Schluss immer Sieger und Besiegte. Dieses Verhalten ist dabei immerhin noch so, dass es den Sinn zu erfassen trachtet.

Ein noch stärker ich-bezogenes Zuhören besteht darin, dass ich mich durch bestimmte gehörte Worte zu eigenen „Seelenausflügen" anregen lasse. Man nennt dieses Verhalten **assoziativ**. Im halbbewussten Zuhören angelt man sich Worte oder aufgenommene Bilder und gibt sich dann, während man mit halbem Ohr dem Gespräch weiter folgt, den eigenen inneren Bilderfolgen hin. Diese Bilderfolgen spiegeln die Konfiguration des eigenen Seelenlebens, indem sie magnetisch auf die Vorstellungen zusteuern, die emotional am stärksten sind. Wer z.B. am folgenden Tag eine große Reise vorhat, muss sich dauernd mit dem eben beschriebenen Tatbestand auseinandersetzen. Die halb- und unbewusste Spannung auf das bevorstehende Ereignis wirkt wie ein Magnet auf alle anderen Erlebnisse.

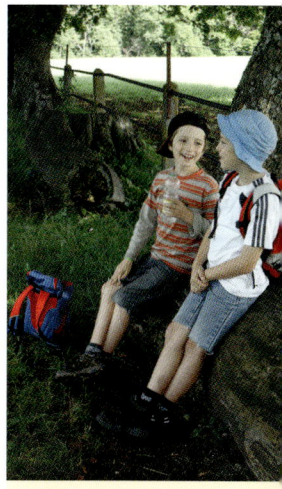

Früh übt sich...

Selbst der Versuch, sich durch die Lektüre eines spannenden Buches zeitweilig abzulenken, kann dazu führen, dass man sich unversehens wieder bei der bevorstehenden Reise findet, angeregt durch ein Wort oder ein Bild in dem Text, das mit einer raffinierten Zielsicherheit assoziativ zu dem emotionalen Zentrum führt. Die Bilder folgen nicht logischen Zusammenhängen, sondern werden durch die Gefühlsbeziehungen in ihrer Abfolge bestimmt.

Unser Alltagsbewusstsein, das können wir besonders an solchen Beobachtungen bemerken, ist egozentrisch. Wir fühlen uns im Mittelpunkt des Geschehens, die Welt um uns herum ist Peripherie. Selbstverständlich müssen wir dieses Zentrumsbewusstsein erst einmal ausbilden, um überhaupt zu

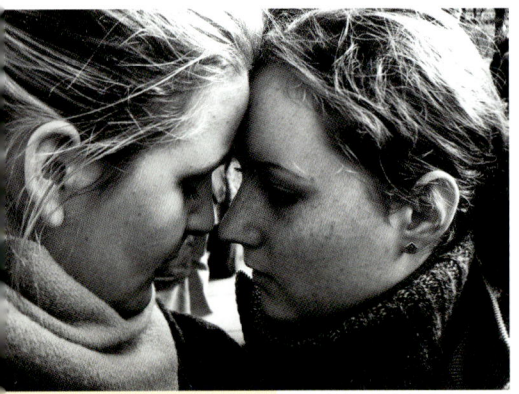

einem Selbstbewusstsein zu kommen. Auf der anderen Seite aber müssen wir erkennen, dass wir durch diese Haltung bestimmt nicht den Weg zum anderen finden können, noch, dass wir die Verantwortung für das Gesprächsthema wirklich wahrnehmen können. Beides erfordert eine aktive Entscheidung, die Egozentrik zu überwinden. Diese Entscheidung kann sich beispielsweise auf das Zuhören beziehen: Habe ich mich beim früheren assoziativen Zuhören durch die anderen Beiträge nur in meine eigenen Gefühlsbilder einspinnen lassen, so bedeutet es einen Fortschritt, wenn ich sinnbezogen zuhöre, d.h. wenn ich mich auf das „Was" orientiere. Allerdings komme ich dadurch in eine andere Einseitigkeit, indem ich die ganze Welt des Klanges ins Unbewusste verbanne. Ich muss auch das sinnbezogene Zuhören überwinden. Es bedeutet einen Fortschritt in der Qualität des Zuhörens und gleichzeitig auch die Überwindung des eigenen In-sich-gefangen-Seins, wenn ich mich darin übe, die Welt des Klanges sensibel mit aufzunehmen, vom bloß sinnbezogenen „Was" zum ausdrucksvollen „Wie" fortzuschreiten.

Die Kunst des Gesprächs

Welche Entdeckungen kann ich im Reiche des Lautklanges machen?

Zum einen verrät es mir die vorher beschriebenen Gefühlsnuancen. Damit wird das intellektuelle Verstehen zu einem erlebenden Verstehen dessen erweitert, was wirklich vom Partner gemeint ist. Das aktive Zuhören offenbart mir die oben beschriebene Diskrepanz zwischen Gemeintem und Gesagtem. Der Hörvorgang kann aber indirekt noch zu anderen Erkenntnissen führen. Ich kann mir dadurch meine eigenen Gefühlsreaktionen auf die Stimme des anderen vergegenwärtigen. Das ist erst die Voraussetzung dafür, dass ich nicht spontan aus dem Gefühl heraus darauf reagieren muss, sondern mich darüber auch hinwegsetzen kann. Wenn ich mich mehr auf die Stimme des Sprechers konzentriere, kann ich auch dessen momentane Befindlichkeit hören: Ich vernehme eine zitternde, unsichere Stimme, eine pathetisch-überhöhte, unechte, eine befreit-sorglose, eine Stimme, die verrät, dass hinter dem Gesagten noch viel mehr steckt, als was jetzt ausgesprochen wurde usw., usw.

Die systematische Schulung des Zuhörens kann so bis in diagnostische Fähigkeiten gesteigert werden. Neben dem Lebenszustand des Sprechers, neben der Nuancierung seiner Rede durch den Ton, kann mir aber in seltenen Momenten etwas zum wahrnehmenden Erlebnis werden, was mich zutiefst erschüttern und beglücken kann. Jeder Mensch hat wie sein eigenes Gesicht auch seine eigene Stimme, und wenn es mir gelingt, das Einmalige einer Stimme in einer Wendung wirklich zu erfassen, dann begegnet mir für einen Augenblick das Wesen des anderen durch ein solches Erlebnis. Ich habe damit mein alltägliches Zentrumsbewusstsein vollständig aufgegeben, indem ich eins werde mit dem anderen. Ein solches Zuhören ist nur möglich, wenn ich mich selbst für kurze Zeit aufgebe und durch dessen Stimme in den anderen schlüpfe. Dieser Vorgang ist zu vergleichen mit einem bewussten Einschlafen. Ich muss mich in diesem Moment selbst vollständig vergessen können, wie es naturgemäß im Schlaf geschieht. Rudolf

Steiner beschreibt den Rhythmus zwischen Hören und Verstehen tatsächlich als einen solchen von Schlafen und Wachen. Im aktiven Zuhören verbinde ich mich ganz der Stimme des anderen und verliere für eine Zeit mein Zentrumsbewusstsein. Ich wache dann mit dem Ergebnis dieses kurzen Schlaferlebnisses in mir wieder auf – im Verstehen. Hören und Verstehen verhalten sich also wie Schlafen und Wachen zueinander. Von daher bilden wir in dieser Reihenfolge die kindliche Entwicklung ab; das Kleinkind lernt sprechen und verstehen aus dem Hören. Der Erwachsene überspringt oft das wirkliche Hören und kommt dadurch zu keinem wirklichen Verstehen. Es ist dies die höchste Form des Zuhörens überhaupt. Dabei ist zu beachten, dass ich den gedanklichen Inhalt von der sprachlichen Form nie ganz trennen kann. Denn es ist gerade das Kennzeichen der Sprache, dass sie fähig ist, Form und Inhalt ganz zu verschmelzen. Ich kann also durch ein gesteigertes Zuhören sowohl den ausgesprochenen Gedanken als auch das Wesen des Sprechers aufnehmen.

Durch ein gesteigertes Zuhören kann sowohl der ausgesprochene Gedanke als auch das Wesen des Sprechers aufgenommen werden.

Es betätigen sich hier nach Rudolf Steiner im wesentlichen vier Sinne: Der Hörsinn, der Sprachsinn, der das Gehörte als Ausdruck einer Innerlichkeit auffasst, der Gedankensinn, das Vernehmen von fremden Gedanken und schließlich, verbunden mit all diesen Tätigkeiten, das Gewahrwerden eines anderen Ich durch den Ich-Sinn. Selbstverständlich sind vermittelnd auch noch andere Sinne dabei tätig, wie z.B. der Sehsinn und Eigenbewegungssinn für die Mimik und Gestik, hauptsächlich aber sind es doch die genannten vier Sinne, die im Gespräch zur Geltung kommen und je nachdem zu einem oberflächlicheren oder tieferen Verstehen führen. Die sorgfältige Ausbildung dieser Sinne fördert daher ganz besonders die Gesprächs- und Sozialkompetenz.

Die Kunst des Gesprächs

Die höchste Form des Redens besteht somit darin, den eigenen Beitrag aus dem gleichzeitigen Aufnehmen von Sprachinhalt, Ausdruck und Ich-Begegnung zu bilden.

Ein solcher Beitrag ist zwar die Frucht einer individuellen Initiative, gleichzeitig aber überwindet er jede autistische Egozentrik. Versuche ich, mit meinem Beitrag lediglich dem Inhalt zu dienen, verliere ich die Wärme der Begegnung; folge ich mit meinem Gesprächsbeitrag nur den Beziehungen zu den Gesprächspartnern, verliere ich den Inhalt.

Gesprächsstufen

Wir sind durch diese Betrachtung zu einer gewissen **Stufenfolge von Gesprächsformen** gekommen, die natürlich zu ihrer Zeit alle ihre Berechtigung haben. Im **spontanen Alltagsgespräch**, in der Kaffee-, Tee-, oder Bierrunde, beim Verwandtenbesuch oder Festessen herrscht naturgemäß die Wärme des Gefühls und das ichbezogene Sprechen und Zuhören vor. Im organisierten Entscheidungsgespräch oder auch in einer gemeinsamen Erkenntnisarbeit wird erwartet, dass die Teilnehmer sich um den Fortgang der Erörterungen oder Entscheidungen bemühen. Es ist ein **themenzentriertes Gespräch**. Daher ist entscheidend, hierbei das gefühlsbetonte und egozentrische Verhalten zu überwinden. Besonders zu beachten ist, insbesondere im Entscheidungsgespräch, die schon oben erwähnte Verschiebung von Gesagtem und Gemeintem. Argumente, Gedankeninhalte und Erläuterungen dienen häufig nicht der Klärung, sondern sind Ausdruck von Wille und Gefühl. Der Gedanke, die Widerlegung, das Argument werden gebraucht, um den eigenen Willen oder das eigene Sympathische siegen zu lassen. Man dient dann nicht dem Gespräch, sondern man benutzt die rhetorischen und di-

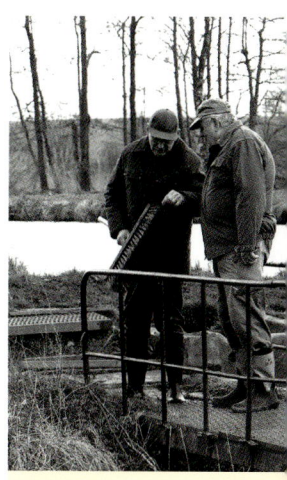

spontanes Alltagsgespräch

alektischen Elemente, um etwas durchzusetzen. Damit wirkt das Machtprinzip.

Wenn man die Qualitäten der genannten Gespräche zusammenfasst, so kann man auch sagen, das assoziative Gespräch hat die Tendenz der Wärme ohne Licht. Das organisierte Gespräch hat die Tendenz des Lichtes ohne Wärme und das oben charakterisierte Idealgespräch verbindet Licht mit Wärme.

Dies muss Goethe wohl auch im Auge gehabt haben, als er in seinem Märchen den Dialog schrieb zwischen dem goldenen König und der Schlange: „Was ist herrlicher als Gold?", fragte der König. „Das Licht", erwiderte die Schlange. „Was ist erquicklicher als das Licht?", fragte jener. „Das Gespräch", antwortete diese.

Licht ist Ausdruck der Weisheit. Im Gespräch kann das Weisheitslicht sich mit der lebendigen Menschenbegegnung verbinden, wenn die einzelnen bereit sind, ihren vorgeprägten Standpunkt, ihre vorgeprägte Meinung zu opfern und dadurch aus dem höheren Gedankenaufnehmen zu dem erquicklichen Erlebnis kommen, das nicht nur zu einer neuen Erkenntnis (Licht), sondern auch zu einer neuen Wesensbegegnung mit dem anderen (Wärme) führen kann. Das assoziative Gespräch ist in der Regel ichbezogen, das organisierte esbezogen und das wirklich erquickliche führt entweder vom Ich über das Du zum Es oder vom Ich über das Es zum Du.

Das assoziative Gespräch hat die Tendenz der Wärme ohne Licht; es ist in der Regel ichbezogen.
Das organisierte Gespräch hat die Tendenz des Lichtes ohne Wärme; es ist meistens esbezogen.
Das wirklich erquickliche Idealgespräch verbindet Licht mit Wärme; es führt entweder vom Ich über das Du zum Es oder vom Ich über das Es zum Du.

Die Kunst des Gesprächs

Das Gespräch als Zeitorganismus

Jedes Gespräch verläuft in der Zeit und hat dadurch einen Anfang, eine Mitte und einen Schluss. Dieser Zeitverlauf zeigt sich besonders deutlich in einem Gespräch, das mit dem Vorschlag eines einzelnen beginnt und zu einer gemeinsamen Entscheidung führt. Am Anfang steht die Initiative des Einzelnen, am Schluss die Entscheidung der Gemeinschaft. Das Gespräch führt im Idealfall vom „Ich" zum „Wir". Schon die Wortbildungen selber drücken das aus, steckt doch in dem Wort „Initiative" das lateinische „initium" - Anfang und mit dem Wort „Beschluss" wird auf den Abschluss des Gespräches hingewiesen.

Gerade am Entscheidungsgespräch kann einem auch aufgehen, ob etwas zur rechten Zeit geschieht oder eben nicht. Man kann erleben, dass jemand etwas sagt, was ohne irgendein Echo verhallt. Das gleiche, zu einem späteren Zeitpunkt gesagt, kann aber der erlösende Beitrag sein. Das rechte Wort zur rechten Zeit vorzubringen, macht zweifellos den Meister im Gespräch aus.

Das rechte Wort zur rechten Zeit vorzubringen, macht zweifellos den Meister im Gespräch aus.

Wie weiß ich, was an der Zeit ist? Hierzu muss ich mich erst einmal mit allgemeinen **Gesetzmäßigkeiten im Gesprächsverlauf** vertraut machen. So kann man eine erste Phase als das **Bereitstellen der Urteilsgrundlagen** bezeichnen. Hier geht es darum, dass möglichst alle Gesichtspunkte, Anliegen, Fakten und Meinungen zu Gehör gebracht werden. Je reicher das Bild ausgestaltet wird, umso sicherer ist die Urteilsgrundlage. Eine zweite Phase, die sich natürlich organisch aus der ersten entwickelt, ist diejenige der gemeinsamen **Urteilsbildung**. Sie setzt voraus, dass aus dem Wissen der Grundlagen die entsprechenden Erwägungen angestellt werden. Der Abschluss dieser Phase ist dadurch gekennzeichnet, dass eine gemeinsame Einsicht erzielt werden kann.

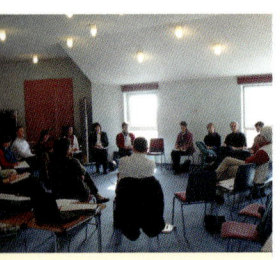

Das rechte Wort zur rechten Zeit macht den Meister im Gespräch aus.

Bei einem Erkenntnisgespräch kann man hier stehen bleiben. Soll aber ein Beschluss herbeigeführt werden, so muss eine **Entscheidungsphase** folgen, wo die Konsequenzen aus dieser gemeinsamen Einsicht gezogen werden müssen, die schließlich in einen gemeinsamen Beschluss einmünden. Es ist in jedem Fall ratsam, durch eine Pause diese beiden Phasen zu trennen. Man kann schon an dieser Grobeinteilung deutlich Zeitgemäßes und Unzeitgemäßes voneinander unterscheiden. Wer in der ersten Phase, wo es um die Urteilsgrundlagen geht, schon auf Entscheidung drängt, ist genauso unzeitgemäß wie derjenige, der in der Entscheidungsphase noch weitere Urteilsgrundlagen beibringen will. Oft wird eine Entscheidung dadurch verhindert, dass schon längst vorgebrachte Argumente einfach wiederholt werden und man sich im Kreise herumdreht. Entscheiden und beschließen heißt nichts anderes, als aufgrund des Vorgebrachten die tatsächlichen Konsequenzen zu ziehen und als gemeinsamen Beschluss für den Einzelnen verbindlich zu machen. Der Beschluss oder die Entscheidung führt die Erkenntnis in den Willensbereich. Es gilt aber auch innerhalb der letzten Phase, den rechten Zeitpunkt zu erkennen. Wie im individuellen Entschluss ist auf der einen Seite eine genügend breite Urteilsbildung erforderlich, damit man sich nicht blind entschließt, auf der anderen Seite gibt es deutlich einen Moment, wo man spürt, wenn man sich jetzt nicht entschließt, dann ist die Möglichkeit dazu vorbei. Es gibt bestimmte Konstellationen, wo man spürt, jetzt ist der Beschluss reif, die Zeit ist erfüllt, alle Elemente stimmen zusammen. Es erfordert Geistesgegenwart, diesen Moment wirklich zu erfassen und Mut, tatsächlich zur Entscheidung zu kommen.

Man kann den Zeitenorganismus eines Entscheidungsprozesses aber auch noch in einer anderen Weise beschreiben: als einen **dramatischen Vorgang**. Im Drama hat man es mit polar wirksamen Kräften zu tun, ebenso im Entscheidungsgespräch. So hat beispielsweise naturgemäß derjenige, der einen Vorschlag einbringt, die Tendenz, den Prozess zu beschleuni-

Die Kunst des Gesprächs

gen, während die anderen im Gegensatz dazu Erklärungen fordern, Bedenken äußern, mit anderen Worten retardierend wirken. Wenn dann das Gespräch eine gewisse Zeit andauert und derjenige, der den Vorschlag gebracht hat, selbstlos zurücktritt, entsteht meist ein Prozess, der wiederum zu einer Polarisierung führt, jetzt aber nicht in einem Ich-Wir-Gegensatz, sondern in einem Wir-Ihr-Gegensatz. Die Fragestellung spitzt sich so zu, dass es dezidierte Befürworter und ebenso dezidierte Ablehnende gibt.

Damit ist die Krise oder der Umschlagspunkt im dramatischen Ablauf gekennzeichnet. Wiederum wäre es ein unzeitgemäßes Handeln, an dieser Stelle eine Entscheidung herbeizwingen zu wollen. Es gäbe Sieger und Besiegte, die eine Gruppe würde die andere ausschließen. Die Entscheidung wäre nur eine Schein-Entscheidung. Wer ein Gefühl für die Zeitgestaltung hat, weiß, dass hier eine schöpferische Pause fällig ist. Diese kann dazu benutzt werden, um in Einzelgesprächen Alternativen zu erwägen, Missverständnisse zu klären, Verletzungen zu heilen und in einem erneuten Aufgreifen im Plenum dann schließlich zur Lösung zu kommen. Eine echte Entscheidung muss durch diesen kritischen Punkt durchgehen, sowohl in der individuellen als auch in der Gruppenentscheidung. Ob die Krise mehr sachbezogen oder personenbezogen ist, hängt vom Gesprächsklima und der vorangegangenen Urteilsbildung ab. Jedenfalls aber ist es von einer außerordentlichen Wichtigkeit, dass man erkennt, wann eine Pause fällig ist, wann jedes weitere Wort die Blockade verstärkt und persönliche Verletzungen vergrößert. Je mehr Personen sich in der oben beschriebenen Art des Zuhörens fähig gemacht haben, umso größer ist die Aussicht, dass die Krise überwunden wird und der Prozess zu einem glücklichen Ende geführt werden kann.

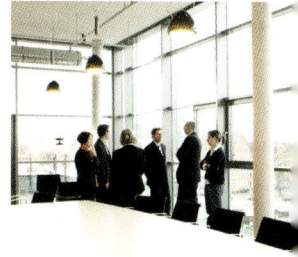

Von außerordentlicher Wichtigkeit ist, dass man erkennt, wann eine Pause fällig ist.

Übung

An dieser Stelle sei auf eine besonders wirksame Übung hingewiesen, die auf der einen Seite das periphere Bewusstsein entwickelt und andererseits den Wahrnehmungshorizont in Bezug auf den Zeitverlauf und die Konstellationen fördert. Sie ist an sich sehr einfach, wirkt sich aber nur dann wirklich aus, wenn sie zur Fähigkeit umgebildet wird:

Man stelle sich vor, man fühle sich gedrängt, dem anderen etwas zu sagen; auf dieser Voraussetzung gründet die Übung. Dann entschließt man sich, natürlich nur, wo es von der Situation her möglich ist, auf den Beitrag zu verzichten. Das gelingt am Anfang sicher nicht ohne entsprechende Mangelerscheinungen; es zeigt einem aber schon zu Beginn, wie stark man von dem eigenen Wunsch, einen Beitrag zu geben, erfüllt und in dem Maße nicht mehr offen ist für das Aufnehmen dessen, was von den anderen kommt. Je mehr man von dem zu Sagenden erfüllt ist, umso weniger hört man zu; man ist gleichsam besetzt. Führt man nun diese Übung konsequent durch, wird man immer unabhängiger von dieser emotionalen Besetzung und steigert dadurch die Hingabefähigkeit an die anderen. Man bildet durch diese Übung zusätzlich einen aktiven Schweigeraum, der es einem ermöglicht, aufmerksam zu werden auf aktuelle Konstellationen. Man steigert in sich die Sensibilität für das, was im Moment fällig ist, wer z.B. in diesem Moment aufgefordert werden sollte, sich zu äußern. Nicht der eigene Beitrag wird wichtig, sondern das, was vom Gesprächsverlauf her in diesem Moment das Richtige ist. Je weiter man in dieser Übung fortschreitet, umso mehr steigert man gleichzeitig die eigene Wirksamkeit im Sprechen. Wer unüberlegt seine Beiträge gibt, dem wird in der Regel nicht so zugehört wie einem, der aus einem langen Schweigen seinen zeitgemäßen Beitrag gibt.

Diese Übung ist selbstverständlich nur für denjenigen gemeint und für die Situationen, wo man tatsächlich etwas sagen will und auch sagen könnte. Für denjenigen, der sich gern hinter den anderen versteckt und für den es Mut kostet,

Die Kunst des Gesprächs

überhaupt einen Beitrag zu geben, der sollte sich vorerst einmal darin üben, das Risiko eines Beitrages mutvoll einzugehen. Auch hierin kann man übungsmäßig vorgehen, dass man sich vor einer Gesprächsrunde vornimmt, sich mindestens dreimal zu Wort zu melden. Selbstverständlich hängt eine solche Möglichkeit auch immer von dem entsprechenden Gesprächsklima ab, von der Toleranz, mit der die anderen zuhören.

Die vier Elemente des Gesprächs

Ein Gesprächsverlauf konfiguriert sich in einer vierfachen Weise. Indem wir diese vier Gestaltungselemente kennen und handhaben lernen, eröffnen sich uns neue Möglichkeiten, gesprächsfördernd zu wirken.

Zum einen lebt ein Gespräch vom Inhalt, vom **Stoff**. Es werden Beiträge über ein bestimmtes Thema ausgetauscht. Ich kann also ein Gespräch unter dem Aspekt betrachten, ob zureichend Stoff vorhanden ist, ob noch Material fehlt oder ob man in der Stoff- und Themenfülle ertrinkt. Selbstverständlich ändert sich dies im Verlaufe des Gesprächs. Es gibt Phasen, wo durch neue Beiträge und neue Initiativen eine Stagnation überwunden wird, andere Phasen, wie die Entscheidungsphase, verlangen die Beschränkung, damit man zu einem guten Ende kommen kann. In der Regel führt der Weg von der Fülle zur Beschränkung. Am Anfang ist sprudelnde Fülle willkommen, dann aber erstrebt man Vertiefung.

Ein zweites Gestaltungselement ist das **Tempo**. Auch hier gilt es, die Mitte zwischen dem „Zu-schnell" und „Zu-langsam" immer wieder neu zu bestimmen. Besinnungspausen zwischen den Gesprächsbeiträgen können Wunder wirken. Es gibt aber auch Phasen, wo übersprudelnde Beiträge zur Belebung führen.

Die **Gesprächsdynamik** können wir als ein drittes Element erkennen. Ohne zureichende Spannung kommt kein wirkliches Gespräch in Gang. Das Dialogische ist ja das Urprinzip des Dramatischen. Und wiederum gibt es ein Zuviel oder Zuwenig. Gegen die Mitte nimmt grundsätzlich die Spannung zu, dann muss wiederum eine Entspannung folgen, die sich zu einer neuen Spannung kurz vor dem Ende zusammenzieht. Fragen, Einwände, Widersprüche sind spannungserzeugende Elemente. Antworten, Erklärungen und Heiterkeit entspannen das Gespräch.

Ein viertes und letztes Element bezieht sich auf die **Richtung**, die durch das Gesprächsmotiv bestimmt ist. Man kann zielstrebig und systematisch einem Gesprächsziel (Erkenntnis oder Entscheidung) zustreben, ohne eine Abweichung zu dulden oder aber im anderen Extrem: man lässt sich ständig von der eingeschlagenen Richtung ablenken und erreicht damit das Ziel nie. Die Mitte zwischen Geradlinigkeit und Sich-Verlieren im Nebensächlichen muss auf dieser Ebene gefunden werden. Wann ist eine Standortbestimmung nötig und ein Austausch über das weitere Vorgehen? Welche Nebenwege müssen zugelassen werden, weil sie erst ermöglichen, auf dem Hauptweg einen Schritt weiterzukommen?

Wir haben damit acht **wesentliche Funktionen** kennengelernt, **die in einem Gespräch unterschieden und gehandhabt werden müssen:**

- Im Stoff *beschränken* oder *erneuern*.
- Im Tempo *beschleunigen* oder *verlangsamen*.
- Die *Spannung erhöhen* oder das Gespräch *entspannen*,
- und schließlich: die *Zielrichtung verstärken* oder zwischendurch *loslassen*.

Es ist empfehlenswert, Gespräche im Nachhinein auf diese Funktionen hin zu betrachten. Man eignet sich dadurch das nötige Gefühl an, um im aktuellen Verlauf die entsprechende Funktion sachgemäß auszuüben. Man kann sich auch vorher vornehmen, gezielt eine dieser Funktionen auszuüben.

Die Kunst des Gesprächs

Das Gespräch ist ein Kreis

Man kann nun leicht beobachten, dass sich in einem Gesprächskreis die oben beschriebenen notwendigen Funktionen mit bestimmten Personen so verbinden, dass sie geradezu zu **Rollen** erstarren. So gibt es den redseligen Teilnehmer, der zu jedem Thema seine spontanen Beiträge gibt, unabhängig davon, ob ihm noch jemand zuhört; genauso wie es denjenigen gibt, der fortwährend Beschränkung fordert und Vertiefung anstrebt. Es gibt den pragmatischen Beschleuniger, der die Sache endlich ausführen will statt endloser Diskussionen und es gibt den bedächtigen Retardus, der zum neuerlichen Überschlafen mahnt. Es gibt den Provokateur und den Widerspruchsgeist, genauso wie es den Vermittler gibt, der immerzu bestrebt ist, die Wogen zu glätten. Endlich kennen wir denjenigen, der genau weiß, was schon besprochen worden ist und fortwährend die Runde beschwören will, sich an das zu halten, was man sich vorgenommen hat und dabei gern auf zurückliegende Protokolle verweist. Es gibt aber auch denjenigen, der durch seine spontanen Einfälle jede Gesprächsordnung über den Haufen wirft. Außerdem gibt es noch manche andere Rollen, die meist in Gegensatzpaaren auftreten wie z.B. den Idealisten und Realisten, den Optimisten und den Pessimisten usw.

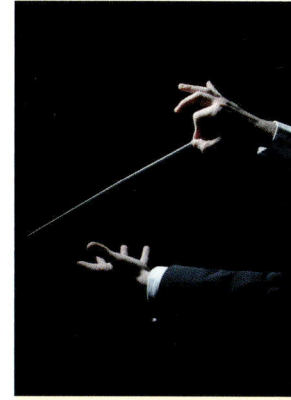

So wie im Orchester jeder seinen Einsatz kennt, sollte im Gespräch jeder merken, wann er welche Funktion ausüben muss.

In der Art, wie diese Rollen beschrieben wurden, wird deutlich, dass sie zu Einseitigkeiten tendieren, wenn ihre Träger sie nicht nur dann spielen, wenn es vom Gespräch aus erforderlich ist. Ideal ist es, wenn jeder merkt, wann er welche Funktion ausüben muss, um dem Gesprächsverlauf zu dienen, so wie im Orchester jeder seinen Einsatz kennen muss, damit das Spiel gelingt. Diese Fähigkeit ist potentiell natürlich in jedem einzelnen Menschen vorhanden, obwohl meist eine gewisse Tendenz vorherrscht und dadurch zur Einseitigkeit führen kann. Es wirkt sich aber verheerend aus, wenn sich die Personen auf ihre Rollenspiele beschränken, aber auch wenn sie von den anderen Teilnehmern auf ihre Rollen festgelegt werden. Es kann durchaus sein, dass derselbe Mensch in einer anderen Gesprächsrunde durch die veränderte Konstellation eine andere Funktion einnimmt. Beschränkt man den Menschen auf sein Rollenverhalten, dann kommt man zu den Gesprächsmechanismen, die voraussagen lassen, wer auf wen wie reagiert. Ein Gesprächskreis kommt nur dann weiter, wenn er im anderen etwas entdeckt, was über die Rolle hinausführt.

Nichts ist so blockierend für das Gespräch wie eine fixierte Erwartungshaltung gegenüber den anderen. Nichts fördert es mehr, als wenn aus der Überwindung des egozentrischen Standpunktes immer wieder neu durch aktives Zuhören die Begegnung gesucht wird.

Wenn man lange in einer Gesprächsrunde zusammengearbeitet hat, weiß man um die eigene Einseitigkeit und wird immer dankbarer dafür, dass die verschiedenen anderen Einseitigkeiten zur Geltung kommen. Man wird immer mehr gewahr, dass durch diese Einseitigkeiten Kräfte zum Ausdruck kommen, die zum Ganzen notwendig sind. Zwar besitzt jeder die Anlagen zu allen diesen Kräften, kann sie aber nicht alle gleichmäßig zum Ausdruck bringen.

Man kann hier das **kosmische Bild des Tierkreises** haben, wo zwölf verschiedene Kräfte wirken und durch den Gang der Sonne im Tages- und Jahreslauf zu einem ganzen Kreis verbunden werden. Ein irdisches Vorbild können wir in dem Abendmahl Leonardo da Vincis sehen, wo sich die zwölf verschiedenartigen charakteristischen Gebärden auf die vollkommene Mittelgestalt beziehen und sich nicht nur als Charaktertypen, sondern auch als Individuen zeigen, die sich durch die Beziehung zu Christus entwickeln können. Gesprächs- und Sozialkompetenz sind an die Voraussetzungen gebunden, dass in jedem Menschen Entwicklungsmöglichkeiten liegen. Der Meister hierin zeichnet sich daher nicht dadurch aus, dass er sich selber immer besser zur Geltung bringt und dadurch

Die Kunst des Gesprächs

die anderen in den Schatten stellt. Den Meister erkennt man daran, dass er durch seine Hingabefähigkeit – die Kunst des Zuhörens – den anderen erst zum Aussprechen dessen bringt, was er ohne diese Begegnung niemals hätte formulieren können. Daher ist die wirksamste Übung für denjenigen, der gut formulieren kann, gerade der bewusste zeitweilige Redeverzicht. Die Macht der Rede wandelt sich dann zu einem Schweigeraum um, der es den anderen ermöglicht, sich zu öffnen und einzubringen.

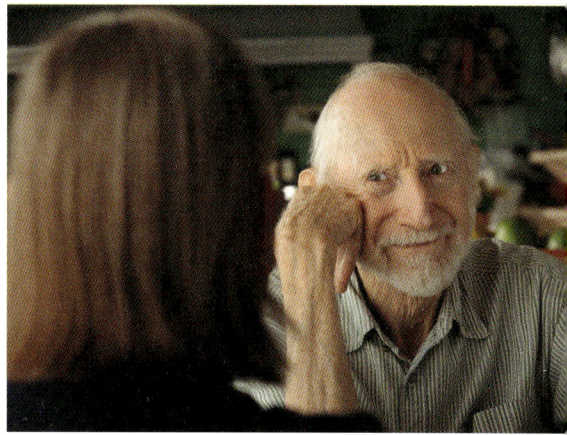

Ein Meister in Gesprächs- und Sozialkompetenz bringt durch sein hingebungsvolles Zuhören den anderen zum Aussprechen dessen, was er ohne diese Begegnung niemals hätte formulieren können.

So kann man das bekannte Wort neu verstehen: Reden ist Silber, Schweigen ist Gold.

Dr. Heinz Zimmermann, 1937 – 2011

Nach Maturität an der Rudolf Steiner Schule Basel (CH) Studium der Germanistik, Geschichte und Altphilologie an der Universität Basel. Dissertation über „Die Typologie des spontanen Gesprächs". 25 Jahre Lehrer an der Rudolf Steiner Schule Basel für Deutsch, Geschichte, Kunstgeschichte, u.a. Ab 1982 Seminarleiter des Lehrerseminars in Dornach (CH). 1988 -2008 Mitglied des Vorstands der Allgemeinen Anthroposophischen Gesellschaft. 1989 – 2001 Leitung der Pädagogischen Sektion und 1992 – 1999 Leitung der Jugendsektion am Goetheanum, Dornach (CH). Weltweite Reisetätigkeit, zahlreiche Publikationen.

Weiterführende Literatur

- Heinz Zimmermann, **Sprechen, Zuhören, Verstehen in Erkenntnis- und Entscheidungsprozessen**, 4. Auflage, Stuttgart 1997

- Friedemann Schulz von Thun, **Miteinander Reden**, Bd. 1-3, Störungen und Klärungen. Stile, Werte und Persönlichkeitsentwicklung. Das „Innere Team" und situationsgerechte Kommunikation, 2011, rororo

- Karl-Martin Dietz, **Dialog**. Die Kunst der Zusammenarbeit 3. Aufl. 2010, Menon